AF297568

LE
PRINCE DE BISMARCK

ET

LA VIVISECTION

PRÉCÉDÉ D'UNE NOTICE EXPLICATIVE
SUR L'ART DE DISSÉQUER LES ANIMAUX VIVANTS,
SUIVI D'UNE
LETTRE DE L'AUTEUR AU GRAND CHANCELIER D'ALLEMAGNE ;
D'UNE RÉPONSE DU PRINCE DE HOHENLOHE,
AMBASSADEUR A PARIS ;
DE L'ABOLITION DE LA VIVISECTION DANS L'EMPIRE GERMANIQUE,

PAR

HENRI LA SERRE

Administrateur de la Société Protectrice des Animaux,
Membre de plusieurs Sociétés savantes.

La Politique s'adresse aux nations ; l'Humanité ne connaît de
distinction, ni de race, ni de lan-
gue ; l'univers est son domaine.

L'AUTEUR.

PARIS

F. VERNAY, LIBRAIRE
19, BOULEVARD SAINT-MICHEL
ET CHEZ L'AUTEUR, 10, AVENUE KLÉBER

—

1883

LE PRINCE DE BISMARCK

ET

LA VIVISECTION

LE
PRINCE DE BISMARCK

ET

LA VIVISECTION

PRÉCÉDÉ D'UNE NOTICE EXPLICATIVE
SUR L'ART DE DISSÉQUER LES ANIMAUX VIVANTS,
SUIVI D'UNE
LETTRE DE L'AUTEUR AU GRAND CHANCELIER D'ALLEMAGNE ;
D'UNE RÉPONSE DU PRINCE DE HOHENLOHE,
AMBASSADEUR A PARIS ;
DE L'ABOLITION DE LA VIVISECTION DANS L'EMPIRE GERMANIQUE,

PAR

HENRI LA SERRE

Administrateur de la Société Protectrice des Animaux,
Membre de plusieurs Sociétés savantes.

> La Politique s'adresse aux na-
> tions ; l'Humanité ne connaît de
> distinction, ni de race, ni de lan-
> gue ; l'univers est son domaine.
>
> L'AUTEUR.

PARIS

F. VERNAY, LIBRAIRE
19, BOULEVARD SAINT-MICHEL
ET CHEZ L'AUTEUR, 10, AVENUE KLÉBER

1883

À

LITTRÉ

MEMBRE DE L'ACADÉMIE FRANÇAISE,

SÉNATEUR,

MÉDECIN, PHILOSOPHE, PHILOLOGUE.

L'UNE DES GLOIRES LITTÉRAIRES DE LA FRANCE,
L'UNE DES LUMIÈRES DU XIXe SIÈCLE.

Génie aussi modeste que son âme fut grande,
Il employa ses rares talents à instruire son époque,
Son noble cœur, à la rappeler aux devoirs de l'humanité.
Il légua à la conscience de ses contemporains,
A la justice des âges futurs,

CE SUBLIME TESTAMENT

En faveur des faibles :

*« Il ne faut pas verser capricieusement le sang
et prodiguer la douleur,
et celui qui interprète les mystères de la vie,
doit avoir l'esprit élevé,
l'âme miséricordieuse et les mains innocentes. »*

CES PAGES SONT UN TRIBUT D'ADMIRATION
ET DE PIEUX SOUVENIR.

NOTICE SUR LA VIVISECTION

Plus d'une fois, il nous est arrivé de constater que dans les meilleurs cercles mêmes, le mot « *Vivisection* » passe pour l'équivalent de « *Dissection* ». Or, ce sont là deux choses bien différentes. Tandis que la Dissection se borne à opérer sur les cadavres, pour étudier, une à une, les parties organiques du système vital, sans causer la moindre souffrance à ce qui n'est plus capable de sentir, la Vivisection, elle, s'emparant, au contraire, des êtres vivants, espère, par là, pouvoir mieux surprendre les secrets de la nature, alors que les organes sont en plein mouvement.

Mais, ces êtres, quels sont-ils? Quel est le mode d'opérer des Vivisecteurs?

Bien entendu, les lois et, à défaut des lois, les peuples s'opposeraient carrément à ce que des hommes, appelés Physiologistes, c'est-à-dire chercheurs intrépides des phénomènes de la vie et des fonctions des organes dans l'être qui respire, prennent leurs semblables, y compris les femmes et les bébés à la mamelle, pour leur ouvrir le ventre, sous prétexte d'étudier à fond leurs entrailles, tandis qu'elles sont encore toutes bouillantes, toutes palpitantes du besoin de vivre, de donner naissance à l'amour, ce suprême bienfait de la vie, que Dieu a répandu sur toute la nature animée.

Il est convenu de laisser ces hautes œuvres-là aux assassins, et d'en tolérer de non moins barbares chez ceux qui invoquent la science pour s'autoriser à verser le sang.

Donc, ce ne sont pas les humains que l'on torture ainsi, mais bien les animaux, et cela, sous prétexte qu'ils ont été créés pour l'usage de l'homme.

Maintenant, comme l'homme est né foncièrement paresseux, et que, de tous les êtres, c'est le plus sans gêne, pour s'éviter la peine de courir après le tigre du désert, ou le rat des égouts, alors que, du reste, la science crie, à qui veut l'entendre, que les résultats des expériences physiologiques sont les mêmes, que l'on opère sur le tigre, sur le rat ou sur un chien ; qu'en un mot, la Vivisection n'a pas exclusivement besoin de telle espèce ou de telle autre pour faire la lumière, mais bien d'un animal quelconque, voire même d'une modeste grenouille ; comme les grenouilles sont au fond de leurs marécages ; comme les rats ne sortent pas de leurs égouts au premier appel, les Physiologistes trouvent plus commode de tomber à bras raccourcis sur les pauvres chiens en particulier, sur les chevaux et sur les chats ; parce que ces braves compagnons de nos destinées, ici-bas, sont sous la main de l'homme, prêts à le servir, toujours prêts à l'aimer.

Nous venons de voir quelles sont les principales victimes de la Vivisection. Il nous reste à dire comment procède cette exécrable boucherie.

Mais, pour donner à nos arguments plus de poids, nous céderons, volontiers, la parole à des témoins oculaires, non suspects d'incompétence, ni de mauvaise foi ; et, pour conclure, nous suivrons, avec l'inflexible marche du temps, l'opérateur dans l'exercice de ses humiliantes fonctions. Nous verrons un gentilhomme, un homme, surtout, policé au contact des études littéraires ; qui a goûté, nous voulons le croire, les anciens ; dont le cœur s'est attendri aux récits de Virgile ; enlargi et humanisé dans l'intimité d'Horace ; élevé sous le souffle puissant des Démosthène et des Cicéron ; nous le verrons, le tablier blanc autour de la poitrine, le scalpel à sa droite, sa montre dans la gauche, l'œil profond, qu'éclaire, de temps à autre, l'étincelle passagère de la surprise et du saisissement, tel qu'un remords qui vient étreindre l'âme ; là, penché, comme une mère sur le berceau de son enfant ; lui, sur le corps d'un chien, étendu, garrotté, le museau bâillonné, tandis que son cœur palpite, et que, de cet œil suppliant, tombe une larme amère ; nous verrons M. Paul Bert, un homme, martyrisant une pauvre créature sans défense, sans même la puissance de le haïr.

M. Fleming, Président du Collège Royal des Chirurgiens-Vétérinaires de la Grande-Bretagne, après avoir raconté les scènes sanglantes auxquelles il avait lui-même assisté, lors d'une visite à notre Ecole d'Alfort, s'écrie :

« Ni l'écrivain, ni l'orateur ne sont capables de décrire la manière dont sont pratiquées ces opérations multiples ; les luttes vaines des suppliciés, qui ne leur attirent que des paroles dures ; et, la longue et cruelle risée qui accueille quelque maladresse de la part d'un opérateur qui fait, peut-être, une incision un peu trop grande.

Qu'il me suffise de dire que l'insensibilité, l'amour pour les tortures et le sang, supplantent, chez l'étudiant, ces sentiments de sympathie et de pitié qu'on devrait chercher à développer en lui. Les dents resserrées, l'expression pitoyable, la lutte frénétique, le râle de l'agonie, les cris de terreur et de douleur qui semblent s'élever vers le ciel comme pour demander grâce, sont contemplés et entendus avec la plus parfaite indifférence.

Laissez-moi vous donner un exemple de cette inhumanité acquise, que je tiens d'un témoin oculaire ; un de ces exemples, dont la pensée seule fait bouillir le sang d'un Anglais dans ses veines. Au nombre des huit chevaux choisis pour les opérations, se trouvait, un jour, une petite jument baie, usée au service de l'homme. Elle avait malheureusement conservé la vie, au milieu de toutes ces épreuves diaboliques, mais ne ressemblait à rien qui fût jamais créé par Dieu : les reins éventrés ; la peau déchirée, labourée par les fers rouges, et criblée de sétons ; les tendons séparés ; les sabots arrachés ; sans vue et sans défense ; elle fut triomphalement relevée, haletante et mourante, sur ses pieds ensanglantés, pour montrer aux opérateurs des autres chevaux, avec quelle dextérité on avait terminé l'ouvrage sans lui enlever la vie. »

M. Cowie, Examinateur et ex-Vice-Président du Collège Royal cité plus haut, dans une séance du dernier Congrès National des Vétérinaires de la Grande-Bretagne et de l'Irlande, parlant de deux visites qu'il fit au Collège d'Alfort, s'exprimait ainsi :

« J'y fus témoin, en ces deux occasions, de la plupart des opérations, les unes déjà terminées, les autres en train d'être faites, que M. Fleming a décrites. Il n'est pas nécessaire d'en faire la récapitulation, mais je me contenterai de citer, comme exemples, deux cas seulement, qui, lors de ma première visite, attirèrent, surtout, mon attention. Je vis un cheval dont les entrailles fumaient encore, et qui venait de succomber sous les tortures et les coups du cou-

1.

teau. Ses bourreaux avaient commencé par lui ouvrir le larynx, et, descendant jusqu'à l'œsophage, la trachée-artère, le thorax et l'abdomen, ils avaient mis à jour les organes internes, qui avaient été, paraît-il, tous délibérément disséqués et examinés. Ce travail a dû durer plusieurs heures, pendant lesquelles la misérable bête eut à souffrir une mort lente et douloureuse.

L'autre animal infortuné avait été torturé par ses ennemis impitoyables, depuis quelque temps, et respirait encore. Ses sabots avaient été arrachés, et la chair de dessous enlevée par morceaux, de sorte que ses pieds n'étaient plus qu'une masse sanglante et informe; sa tête était à peine reconnaissable, par suite de nombreuses entailles, et on lui appliquait, en ce moment, le fer rouge, sur les différentes parties du corps, en produisant de profondes et fantastiques corrosions. La pauvre bête était, maintenant, tellement épuisée, qu'elle ne montrait pas même signe de résistance, quoique ses liens eussent été enlevés.

Parfois, un frisson lui parcourait le corps, et, soulevant de temps en temps sa pauvre tête déchirée, *elle tournait les yeux tristement vers ses bourreaux comme pour implorer leur pitié.*

Je quittai cette scène écœurante, avec indignation et dégoût, persuadé que ceux dont le cœur était capable de telles atrocités, appartenaient plutôt à la race des démons qu'à celle des hommes. »

Le Dr Hoggan, de l'Université de Londres, nous raconte ainsi ses impressions, alors qu'il avait, comme étudiant, la douleur d'assister à ces leçons de boucherie vivante.

« Dans notre laboratoire, nous sacrifiions, tous les jours, d'un à trois chiens, sans compter les lapins et les autres animaux, employés de la même manière; et, après une expérience de quatre mois, je suis d'avis qu'aucune de ces vivisections ne fut ni justifiable ni nécessaire.

L'idée de faire du bien au genre humain n'y entrait point, et on l'aurait accueillie avec des éclats de rire; on ne songeait qu'à égaler ou à dépasser les autres hommes de science, au prix même des souffrances les plus atroces, infligées, sans nécessité, à de pauvres animaux. . . . . . .

. . . . Les chiens rudement saisis et jetés dans la gouttière qui servait à les maintenir pendant l'expérience, on n'entendait

qu'un petit cri plaintif, et ils continuaient à lécher la main
qui les liait, jusqu'à ce que le bâillon leur fût fermement
fixé dans la bouche, et qu'il ne leur restât plus, comme dernier moyen d'invoquer la miséricorde, que de remuer fai-
blement la queue. Même, agonisant, ils témoignaient, encore,
de la reconnaissance, lorsqu'on leur faisait des caresses,
seul soulagement qu'il me fût possible d'apporter à ces
pauvres martyrs, dont la mort seule viendrait terminer les
atroces douleurs. . . . .
Bien des fois, lorsqu'un animal, se tordant de douleur,
dérangeait les tissus qu'ils disséquaient avec soin, je les
ai vus frapper la pauvre bête et lui parler avec dureté ;
d'autres fois, lorsque l'animal avait enduré les plus grandes
douleurs, pendant des heures entières, sans lutter et sans se
plaindre autrement que par un petit cri qu'il faisait entendre
à de longs intervalles, j'ai vu, il est vrai, qu'au lieu de
laisser la pauvre bête, mutilée, se traîner par terre jusqu'au
lendemain, en la tenant en réserve pour un second jour de
martyre, on la tuait immédiatement, parce que, au dire des
Physiologistes, *elle s'était assez bien conduite pour mériter
la mort.*
J'ai souvent entendu dire, au professeur, lorsqu'un côté de
l'animal avait été tellement mutilé, et que les tissus étaient
tellement obscurcis par du sang caillé, que l'on trouvait,
avec difficulté, la partie que l'on cherchait : « *Pourquoi ne
commencez-vous pas de l'autre côté ?* » ou : « *Prenez un
autre chien ; pourquoi faire des économies ?*
Ce qu'il y avait peut-être de plus révoltant, au laboratoire, c'était l'habitude de donner un animal, sur lequel
le professeur avait complété son expérience, et, qui avait
encore des restes de vie, à l'un des aides, pour qu'il s'y
exerçât à trouver les artères, les nerfs, etc., sur l'animal
encore vivant ; ou, afin qu'il fît, là-dessus, une de ces expériences que l'on appelle, en argot du laboratoire, expériences fondamentales, et qui ne sont autre chose que la
répétition des expériences les plus cruelles, recommandées
dans les traités de Physiologie. . . . .

. . . .
Il y a, encore, un procédé horrible dont le public ne se
doute guère. On tient, quelquefois, un animal, tranquille, en
lui administrant un poison, le *curare*, qui paralyse les mouvements volontaires, tout en augmentant la force de sentir,

et on maintient la vie de l'animal, au moyen de la respiration artificielle, en attendant que les efforts du poison se
dissipent. J'ai souvent vu opérer des animaux, dans cet état,
devant un auditoire qui les croyait insensibles à la douleur,
parce qu'ils étaient incapables de la montrer par des mouvements; et, pendant tout le temps de l'opération, les pauvres bêtes subissaient un double martyre, afin que les sentiments de l'auditoire fussent respectés.

*Après avoir raconté ce que j'ai vu, je n'ai pas besoin
d'ajouter que j'en ai eu plus qu'assez, et, qu'ayant ainsi
vidé le calice jusqu'à la lie, je suis prêt à voir périr, non
seulement la science, mais, avec elle, le genre humain,
plutôt que d'employer de tels moyens pour le sauver.* »

Passons, maintenant, des brumes de l'Angleterre, qui, au
foyer même de la science médicale, couvrent tant de no-
blesse de sentiment et d'humanité, passons, dis-je, au ciel
azuré de l'Italie, la patrie de l'amour.

Oh! combien ce glorieux firmament n'a-t-il pas inspiré de
génies dans tous les genres qui se rattachent aux douces
palpitations du cœur et aux suaves rêveries de la pensée!
Poètes, musiciens, peintres, statuaires, sans parler du génie
du Christianisme, puisant ses plus nobles inspirations dans
la charité sans bornes du crucifié, il semblerait que rien
n'a manqué à la gloire généreuse de ce pays des Madones.

Erreur profonde!

Un homme devait paraître, qui agrandirait le cadre de la
science, dans ces fécondes régions. Cet homme, notre siècle
l'a vu naître; il respire encore, lui qui, comme on va le voir,
a tant fait respirer.

Paolo Mantegazza est un savant peu ordinaire. Il cultive
avec passion les arts et les lettres, et, comme tout esprit
soucieux d'augmenter ses connaissances, il a un goût pro-
noncé pour les voyages.

Ah! Mantegazza! si nous pouvions nous en tenir là, nous
t'enverrions, avec empressement, de notre France, un triple
salut admirateur!

Mais, c'est ici, précisément, que nous venons nous heurter
à la science insatiable de tout connaître, et qui s'égare en
voulant trop approfondir.

Pendant que le beau ciel de l'Italie l'éclaire ; que les
rayons bienfaisants d'un soleil incomparable le réchauffent;

que, de toutes parts, les accents du luth l'appellent à
de douces rêveries ; que les formes les plus séduisantes
s'offrent à ses regards, pour, de là, élever sur les ailes
du délire son imagination, jusqu'aux visions extatiques
des séraphins, Mantegazza, lui, ne songe qu'à la douleur,
aux phénomènes qui en résultent, et, en particulier, *à
l'action de la douleur sur la respiration !*

Comme on le voit, Paolo Mantegazza est aussi Physiologiste, Physiologiste Vivisecteur. Sa besogne sanglante, il
l'accomplit avec un soin jaloux. Il va même jusqu'à y
mettre un certain raffinement. Ainsi, dans son « *Etude de
l'influence de la douleur sur le mécanisme de la respiration,* » il avait deux choses à établir : d'abord, l'influence
mécanique de la douleur sur la rapidité de la respiration ;
puis, l'influence chimique de la douleur sur l'haleine elle-
même. Or, comment notre savant professeur s'y prit-il
pour déterminer la quantité de gaz acide carbonique con-
tenue dans l'haleine d'un animal torturé? Le problème
consistait à produire une douleur intense, et, en même
temps, à maintenir l'animal immobile, dans une position
qui ne gênât pas la respiration, comme celle d'être couché
sur le dos, par exemple. Les exigences du calcul étaient
barbares, mais la curiosité du professeur ne devait pas
s'arrêter à de telles considérations.

Fiat lux ! a dit le Créateur de toutes choses.

Que la lumière se fasse ! dit le savant, *n'importe comment !*

Mantegazza trouva deux moyens d'accomplir son triste
dessein : soit en augmentant tellement la douleur que son
effet surpassât l'action des muscles moteurs ; soit en fixant
des clous nombreux et pointus dans la plante des pieds,
de façon à rendre l'animal presque immobile, parce que,
au moindre mouvement, il aurait ressenti une douleur
encore plus vive.

Dans ce double but, il fit, d'abord, construire une machine,
puis une grande boîte ou bouteille cylindrique en verre,
capable de contenir un lapin. A travers le bouchon de
liège, descend et se meut librement une tige à poignée,
terminée par une pince en fer, à bords dentelés (ou munie
de griffes), disposée de manière que le Physiologiste, pré-
sidant à l'opération, puisse saisir, à volonté, une partie quelconque du corps de l'animal, la déchirer ou la briser à sa
convenance.

1..

« *Ainsi,* » dit-il, « *je puis saisir une oreille, une patte, ou un morceau de la peau de l'animal, et, en tournant la poignée, les serrer entre les dents de la pince. Je puis saisir l'animal par la partie la plus sensible, et la déchirer de toutes sortes de façons !!!.* »

L'haleine de l'animal passe de la bouteille, à travers deux tubes, dans des vases appropriés à cet usage !!!

Dans son ouvrage intitulé : « *Physiologie de la douleur,* » Mantegazza nous donne les détails de 28 expériences, d'après le procédé que nous venons de décrire.

« *Plusieurs d'entre elles,* » dit-il, « *prirent deux jours, ou, tout au moins, un jour entier, les animaux étant laissés dans l'appareil pendant une heure ou deux, puis retirés, afin de leur donner un peu de repos, et replacés ensuite.* »

On frissonne en lisant de tels détails ; mais, vraiment, les bras tombent, en entendant l'auteur dire d'un ton satisfait : « *Queste mie esperienze furrono condotte con molto amore e pazienza mollissima per lo spazio d'un anno.* » (Ces expériences, je les ai poursuivies avec beaucoup d'entrain et énormément de patience pendant l'espace d'une année.)!!!

In medio stat virtus, dit le proverbe, qui proclame, dans le beau langage de Cicéron, *le milieu entre les deux extrêmes.*

Enfin, nous allons voir. Nous voici en France, cette fois : l'Angleterre à notre Nord, l'Italie à notre Sud, chacune avec ses œuvres.

M. Paul Bert, dans son « *Étude des gaz du sang sous des pressions inférieures à celle d'une atmosphère,* » nous décrit ainsi le supplice auquel il a soumis deux pauvres chiens d'entre mille.

Expérience 180⁰.

« 15 mai. Chien pesant 5 kilogrammes ; cloche de 31 litres. Carotide gauche mise à découvert à l'avance. (On entend par carotide, l'artère ou veine principale, qui porte le sang au cerveau. Cette veine a été mise à découvert, en pratiquant, bien entendu, une incision sur l'animal vivant.)

Mis à

5h,40	Sous la cloche, et commencé la diminution de pression, en entretenant un courant d'air.
5 ,47	Pression 45 c. ; s'est agité, mais reste, maintenant, tranquille.
5 ,50	Pression 45 c. ; 17 respirations, larges ; reste immobile ; tremble.
5 ,53	Pression 35 c. ; 17 respirations ; immobile, la tête basse.
5 ,55	12 respirations.
5 ,58	Pression 25 c.
6	22 respirations ; immobile.
6 , 5	16 respirations ; amené la pression à 15 c.
6 , 7	Ne peut plus se tenir, comme il l'a fait, jusqu'ici, à demi-assis ; se couche, le nez appuyé pour soutenir sa tête ; fait, par minute, 28 énormes respirations. On maintient la pression à 15 c.
6 ,10	39 respirations moins amples.
6 ,13	Pression 35 c.
6 ,15	Pression 44 c. : sortie de matières fécales, sans effort apparent.
6 ,19	40 respirations.
6 ,20	Je ferme le robinet d'appel ; la pression s'abaisse aussitôt à 7 c. Le chien se soulève sur les quatre pattes, se raidit violemment, bien qu'avec une lenteur régulière, cesse de respirer et s'affaisse mort.

Je laisse rentrer l'air : l'animal se dégonfle beaucoup. Retiré, fait deux ou trois petites inspirations, pendant qu'on introduit la sonde dans le cœur gauche. *Le cœur bat encore un peu ;* on tire avec beaucoup de peine 32^{cc} d'un sang très noir.

Les poumons sont, par larges places, rouges, allant au fond de l'eau, mais se déplissant parfaitement par l'insufflation. Il y a là une sorte d'état fœtal. Pas de sang dans la trachée, ni dans les bronchioles.

Le sang extrait contient, pour 100 vol. CO^2 19,0 ; 04,9. »

Expérience 181e.

23 Mai. Chien pesant 4 kilog.
Pris à la carotide gauche 33^{cc}, 3 de sang . . . . . . A

6 h »	Mis sous cloche de 31 litres, et commencé à diminuer la pression.
6 , 6	Pression 40 c.
6 , 8	Pression 35 c. 14 respirations.
6 ,12	Ramené à 45, 10 respirations.
6 ,15	Pression 31 c., se lève, s'assied, se retourne.
6 ,17	Pression 26 c., assis, mais la tête basse, 15 respirations; lève la tête quand on frappe la cloche.
6 ,20	Pression 15 c., tombe, urine, aboie faiblement et plaintivement.
6 ,21	Pression 13 c., se relève, aboie et retombe.
6 ,25	Pression 13 c., couché, 9 respirations, moyennes.
6 ,27	Fermé le robinet ; la pression descend doucement à 7 c., l'animal paraît mort, quand, tout à coup, il se redresse debout, se raidit lentement et fortement et retombe.

On revient à 15 c.; il paraît mieux, se remue un peu; on remonte à 7 c.; meurt sans mouvement. Retiré de suite. J'extrais sans difficultés, du cœur gauche, 50^{cc} d'un sang très noir . . . . . . B

Au premier coup de pompe, il ne vient rien.

Au deuxième, environ 3^{cc} ; au troisième, une assez forte quantité de gaz, et au quatrième presque rien. Le sang n'a pas moussé sensiblement. C'est, au reste, ce que nous avait donné l'expérience précédente, et ce qui s'explique par la faible quantité de gaz.

Le sang A contenait, pour 100 vol. : CO_2 35,0 ; O19,2.
Le sang B contenait, pour 100 vol. : CO_2 16,2 ; 8,1. »

Entendons, maintenant, les conclusions du célèbre Vivisecteur, qui nous dira, ensuite, dans quel but ces inutiles et cruelles expériences.

« *Ces expériences ne permettent de rien conclure relativement à l'oxygène*, parce que, bien évidemment, lors du retour à la pression normale, l'oxygène de l'air, contenu dans les vésicules pulmonaires, s'est dissous, en partie, dans le sang des poumons, qui a été, ensuite, chassé dans le cœur gauche. Aussi, le sang artériel était-il très rouge, ce qui avait déjà, comme nous l'avons vu dans l'historique (p. 259), singulièrement embarrassé F. Hoppe.

Mais l'acide carbonique est dans un autre cas ; et nous pouvons voir qu'il a été réduit à $19^c,0$ et $16^{cc},2$. Quant à la proportion disparue, elle a été, dans l'expérience 181°, de 53,7/100. »

Après ces recherches laborieuses et si stériles, voyons le but.

« *Il me serait facile,* » continue M. Paul Bert, « *de tirer maintenant des conséquences pratiques de la considération des faits qui précèdent, et de montrer ce qu'il advient du sang des voyageurs qui, soit en ballon, soit sur le flanc des montagnes, se soumettent à des diminutions importantes de pression* . . . . »

Pauvres chiens ! et voilà donc pourquoi une si cruelle agonie ? pour démontrer, en faveur de ceux qui, sans y être aucunement forcés, « *se soumettent à des diminutions importantes de pression,* » que : « *Quand la pression diminue, la quantité des gaz contenus dans le sang diminue également, mais, en proportion un peu moindre que celle qu'indiquerait la loi de Dalton ; le sang perd ainsi relativement plus d'oxygène que d'acide carbonique.* »

— Mais, dira un critique insatiable, voilà des chiens qui, en tout cas, n'ont pas longtemps souffert, 40 minutes au plus.

— Nous savons bien que 40 minutes d'asphyxie lente, pendant que la pompe suce sournoisement le sang de la victime, ne sont pas comparables à l'éternité de souffrances réservée, sans doute, aux bourreaux des créatures sans défense ; mais M. Paul Bert n'a pas toujours été si vite en besogne ; ses sujets, généralement, vivent des jours, des semaines, des mois même ; témoin, cette chienne de l'expérience 552°, qu'il nous présente comme en mauvais état général, le 16 janvier, au moment de passer par toutes les phases cruelles des changements brusques de pression, les 16, 23, 25, 29, époque où, finalement, la jugulaire, l'une des quatre veines placées sur les parties latérales du cou, est mise à nu ; puis, le 11 février, jour où l'on prend du sang à la carotide, et où, aussi, avec une sonde, on en tire du cœur droit.

Le supplice a été suffisamment long, cette fois.

Mais, est-ce là tout ?

Non ! la même chienne reparaîtra le 3 juin, figurez-vous ! Et, vraie conquête pour la science, cette chienne que nous avons vue « *en mauvais état général* » le 16 janvier, se représente le 3 juin, *« bien nourrie, devenue grasse et fort bien portante. »* !!!   1...

Soumise, de nouveau, aux terribles épreuves des changements brusques de pression, elle suffoque de 3ʰ,5 à 4ʰ,5, c'est-à-dire, une heure pleine. « *Sortie de l'appareil, elle court partout, gaie en apparence, et remuant la queue. Mais, après 3 ou 4 minutes, elle pousse de lamentables cris, et essaye de se mordre le train postérieur qui commence à se paralyser.*

L'auscultation du cœur fait entendre de notables gargouillements à droite, mais non à gauche. Deux ou trois minutes plus tard les cris cessent, la paralysie est complète, sensibilité et mouvement. Elle va croissant, envahit le corps tout entier, avec des raideurs aux pattes, au cou.

La respiration, depuis longtemps, diaphragmatique seulement, devient très difficile; le cœur se ralentit et l'animal meurt vers 4ʰ,30. »

Voilà, donc, encore une expérience concluante à l'adresse des intrépides, qui, non contents du mont Blanc pour exercer leurs jarrets, veulent, à la façon de l'aigle, affronter le soleil, en planant dans le vide immense, sur le frêle esquif d'un ballon.

Or, d'où ai-je tiré ces détails navrants? D'un fort volume qui se vend 25 francs. C'est le cas de dire, ici, que la science coûte cher, surtout quand elle repose sur le sang innocent.

J'ai pensé qu'il était utile d'initier le public à des trésors d'érudition, qui sont généralement cachés aux profanes. Tant que les savants se rendront, dans leurs livres, inabordables à la foule, par leurs prix excessifs, alors que, pour une obole, ils se produiront en public comme des gens modérés, ce sera un devoir, pour ceux qui le peuvent, de révéler aux masses les excès dans lesquels ils tombent, surtout quand ces excès pèseront sur des êtres sans autre défense que l'appui de cœurs demeurés humains.

Mais, entendez ce sophiste intraitable, qui se rit de la souffrance tant qu'elle ne l'atteint pas : « Ces cœurs-là, dit-il, sont des cœurs de femmes, dont la sensibilité repose sur une délicatesse excessive du système nerveux ; il n'y a pas à se guider d'après de tels éléments. »

Ah ! s'il en était ainsi, pauvres animaux, votre cause serait perdue sans retour. Heureusement, si la science compte des hommes qui se permettent de « *battre les buissons* », au lieu de suivre la voie commune, beaucoup de ses généreux adeptes n'agissent pas de même.

Entendez, dans le célèbre procès qu'attirèrent précisément, en 1879, à M. Paul Bert, les hurlements de ces pauvres chiens qu'il réservait à des expériences successives, entendez le docteur Carteaux, et jugez :

« Un animal est-il destiné aux études physiologiques ? On se croit, généralement, autorisé à l'utiliser jusqu'au bout. Survit-il aux tortures d'une première épreuve ? Au lieu de le sacrifier de suite, comme ayant payé sa dette à l'humanité, on tente immédiatement, pour l'achever, une deuxième, une troisième expérience, souvent insignifiante.

Ou, si la malheureuse victime paraît encore assez solide, on la remet au chenil pour la faire reparaître le lendemain, ou les jours suivants ; *et il n'est pas rare, si c'est un chien, de le voir, avec une craintive obéissance, se traîner, en partie mutilé, et venir se placer lui-même sur la table de torture, tout en cherchant, par ses caresses et son air suppliant, à toucher le cœur de ses tourmenteurs.* »

Qui ne verrait, dans cet exposé déchirant, un blâme amer à l'adresse de la Vivisection ? Plus loin, et toujours dans ce mémorable procès que M. Paul Bert s'est vu perdre, sans que cet échec l'ait amené à résipiscence, du moins, quant à ses exécutions étudiées, montre à la main, l'éminent avocat Oscar Falateuf, cite également ces paroles pleines d'ironie du docteur Roche, Membre de l'Académie de Médecine : « *attacher un animal sur une table d'amphithéâtre ; plonger le bistouri dans ses chairs palpitantes ; le disséquer vivant ; faire couler son sang ; lui arracher des cris ou des hurlements de douleur, de rage ou de frayeur ; exciter sa colère ou le jeter dans la stupeur et l'épouvante ; c'est d'abord, il faut en convenir, un singulier moyen d'apprendre comment s'exercent les fonctions de l'homme en parfaite et joyeuse santé.* »

Nous entendions, tout à l'heure, un sophiste, sain et sauf de corps, à défaut d'esprit, traiter l'humanité comme le partage des femmes, livrées, infiniment plus que nous, au travail des nerfs, et, par suite, selon notre sage, j'entends, plus qu'extra-sensibles là où il conviendrait d'apporter un cœur strictement platonique.

Il est heureux de pouvoir invoquer le témoignage d'une femme, et d'une femme Docteur en Médecine de notre Faculté de Paris, contre de telles allégations. Mme Anna Kingsford n'est pas de ces femmes qui se pâment devant une saignée, elle qui est posée pour en pratiquer tous les jours, et, la voilà qui vient de lancer à la face d'hommes, les premiers à reconnaître ses talents incontestables; qui, peut-être, ont fait partie du jury qui lui a décerné, naguère, au milieu des salves d'applaudissements des gens de science, ce grade honorable qui se traduisait, autrefois, par le bonnet de Docteur; la voilà, dis-je, qui vient de leur lancer son « *Inutilité de la Vivisection* », aussi clairement démontrée que 2 et 2 font 4; aussi victorieusement établie qu'il y a une Providence pour les faibles.

Nous détachons de son excellent opuscule, cette confession honnête d'un de nos grands Physiologistes Vivisecteurs :

« *Les expériences faites sur les animaux inférieurs*, dit le Docteur Ferrier, *même sur les singes, spécialement choisis à cause de leur intelligence et de leur ressemblance prochaine avec l'homme, en structure, habitudes et développement, conduisaient souvent à des conclusions sérieusement en désaccord avec des faits bien établis, déduits de l'observation clinique et pathologique. La solution décisive de pareilles questions dépendra principalement de recherches minutieuses, cliniques et pathologiques. Les expériences sur les animaux, faites par des personnes différentes, ont amené des vues divergentes.* »

En douterait-on ? Que l'on demande à M. Flourens ce qu'il en sait.

« *Magendie*, déclare le célèbre Vivisecteur, *a sacrifié 4.000 chiens pour démontrer la justesse des vues de Sir Charles Bell, relativement à la distinction des nerfs sensitifs et moteurs; il en a, ensuite, sacrifié encore 4,000 pour prouver la fausseté de ces vues.*

A mon tour, j'ai entrepris les expériences, et j'ai démontré que la première opinion était la seule exacte.

Pour arriver à mes conclusions, j'ai aussi pratiqué la Vivisection sur un grand nombre de chiens. »

Voilà les énormités que se permettent nos savants, sous l'ère bienheureuse du XIXe siècle. Où allons-nous, Grand Dieu?

Or, ce Sir Charles Bell qui passionna ainsi, jusqu'à la frénésie, notre bouillant Magendie, et Flourens lui-même, que pensait-il de la Vivisection ?

« *J'espère*, dit le savant Physiologiste anglais, *qu'il me sera permis de présenter quelques mots en faveur de l'Anatomie, en tant que mieux appropriée aux découvertes, que l'Expérimentation.*

« *La Vivisection s'appuie sur l'Expérimentation, tandis que l'Anatomie repose sur la Dissection des cadavres. Les expériences n'ont jamais été la voie des découvertes, et un examen de ce qui a été tenté en Physiologie, dans les dernières années, prouvera que la dissection d'animaux vivants a plus contribué à entretenir l'erreur qu'à confirmer les vues justes, déduites de l'étude de l'Anatomie et des mouvements naturels . . . .* "

Nous venons d'entendre la profession de foi de l'éminent Docteur sur la Vivisection ; voyons, maintenant, ce qu'il pensait de ceux qui la pratiquent.

« *Pour moi, je ne puis croire que la Providence ait l'intention de laisser découvrir, par des moyens cruels, les secrets de la nature, et j'ai la conviction que les hommes coupables d'actes cruels, n'ont pas une intelligence capable d'en sonder les lois.* »

Dans son « *Essai sur les forces qui font circuler le sang* », le même savant déclare que :

« *L'expérimentateur sur les animaux ne doit pas être appelé un philosophe, parce qu'il va à l'encontre du sentiment naturel de l'humanité ; et il ne doit pas, non plus, avoir droit à la faveur, puisqu'il donne à la profession médicale un caractère de cruauté, et, par là, restreint la sphère de son utilité.* »

Voilà des appréciations claires et précises, et, je l'avoue, quelque peu cuisantes pour certains.

Dans tous les cas, l'autorité qu'elles revêtent doit les rendre convaincantes aux yeux de ceux qui tiennent en main le présent et l'avenir des peuples. Et, s'il est des lois qui brident l'immoralité, dans la rue, à combien plus forte raison doivent-elles s'imposer à celle qui se pratique dans ces laboratoires, troublés, journellement, par les cris déchirants des victimes qu'une curiosité malsaine y amène ; ensanglantés par la main de bourreaux que nous payons de nos deniers pour de plus nobles fonctions ; car, somme toute, la conscience publique est là pour réprimer la première, tandis que l'impunité enhardit l'audace toujours croissante d'hommes qui entachent, avec leur dignité propre, l'honneur de la science, notre lumière, notre mère à tous.

Comment, en vérité, ne pas s'étonner de tant de lenteur, chez nous Français, à arrêter un courant si néfaste, quand, de toutes parts, nous voyons les hommes les plus illustres

dans les Chambres étrangères, et, avec eux, les Gouverne-
ments, intervenir, d'une manière efficace, dans les excès
d'hommes visiblement égarés.

Ah ! soulevons courageusement le voile, et nous verrons
la cause de cet aveuglement singulier sur des crimes aussi
manifestes, que ceux que commettent, impunément, nos Vivisecteurs, sous le faux couvert de la science.

La haine de Dieu, en France, dans certaines sphères, du
moins, est poussée à ce point, que ceux-là mêmes qui, au
Pouvoir, voudraient voir la liberté de conscience cimenter
la concorde et la paix, se trouvent comme entraînés par le
courant dévastateur qui enraie tout mouvement généreux,
tout perfectionnement utile, du moment où l'on soupçonne
que le sentiment religieux est au bout.

Est-ce que nous exagérons les faits ?

Entendez, plutôt, ce qu'à ce sujet proclamaient, naguère,
du haut de la chaire professorale, par l'intermédiaire de
l'un des leurs, Membre, lui aussi, remarquez-le bien, d'une Faculté de Médecine, ces intéressés, que, tout à l'heure, Sir
Charles Bell citait au ban de la conscience des peuples civilisés.

« *Je n'affirme pas que l'expérimentation vivisectionnelle
a toujours été indispensable à la découverte, et je n'attends
pas d'elle quelque chose d'important dans l'avenir. Ce n'est
pas parce qu'elle a été utile, ou parce que nous pensons
qu'elle peut être utile, que nous devons revendiquer notre
droit de la pratiquer librement.*

*Le véritable motif de notre revendication est que, si nous
permettons, une fois, aux moralistes et aux cléricaux,
d'imposer des limites à la science, nous leur livrons notre
forteresse.*

*La moralité est une question de coutumes et d'habitudes
nationales, et ce qui est strictement moral dans un pays,
est considéré comme grossièrement immoral dans un autre.*»
Mais, Messieurs, à quoi pensez-vous ? Vous écrivez sur tous
nos murs : « Liberté. » Vous répétez ce doux nom sur
toutes les gammes. Et, parce que nous, citoyens autant que
vous-mêmes, nous voulons être libres d'en jouir ; parce que
nous voulons être philosophes, voire même moralistes chré-
tiens, vous laissant, à vous, le soin d'être tout ce que bon
vous semble, tant que l'humanité, c'est-à-dire la cause du
faible, n'est pas en jeu, vous vous récriez contre nous; vous
poussez des clameurs à ébranler la voûte qui nous domine !

Décidément, la liberté est-elle pour vous seuls ou pour tous ?

Répondez, Messieurs, nous vous l'adjurons aujourd'hui.

Ah ! vous vous obstinez à écarteler, à mettre en pièces de malheureuses créatures, par ce calcul inouï, indigne d'hommes qui se disent honnêtes, que Dieu, la religion, sont dans le camp qui vous est hostile !

A quoi bon, désormais, venir lacérer cette religion, en lui attribuant tous les forfaits de l'Inquisition, si vous-mêmes, vous pensez pouvoir les renouveler aujourd'hui, à votre guise.

Et, est-ce bien là ce que vous appelez user de la liberté, que de torturer des êtres inoffensifs, sous prétexte que leurs défenseurs sont des moralistes ou des cléricaux ?

Voilà donc comment vous entendez la justice !

Nous vous plaignons sincèrement, Messieurs ! De tels faits ne font point honneur à vos principes.

Oui ! laissez-nous vous le dire, ici, Docteurs libres-penseurs ! nous voudrions, par respect pour l'honorabilité de votre profession, n'avoir jamais connu ces tristes maximes de l'un de vous, enseignées du haut d'une chaire d'où ne devrait jaillir, avec la science, que la lumière de la justice et de la vérité.

Mais vous voilà, ni plus ni moins, aussi jésuites que ces jésuites mêmes que vous avez mis à la porte !

En doutez-vous ?

Ouvrez-donc Saint-Evremond, et comparez l'argument de votre confrère avec celui du P. Canaye (1).

Nous vous laissons juges.

« *Ce n'est ni la grâce,* » dit le jésuite, « *ni les cinq propositions qui nous ont mis mal ensemble* (il parlait des jansénistes en lutte avec ceux de son Ordre); *la jalousie de gouverner les consciences a tout fait.................. et, à vous parler franchement, l'intérêt du directeur va presque toujours devant le salut de celui qui est sous la direction.* »

Dites, maintenant, Messieurs, que vous avez le droit de lancer ou de faire lancer, par votre influence qui n'est pas douteuse, de ces proscriptions qui vous atteignent vous les premiers, si, toutefois, cet autre mot « Égalité » n'est pas

(1) Œuvres choisies de Saint-Evremond, p. 141. — GARNIER frères, Libraires-Éditeurs.

également vide de sens à vos yeux, dès que vos intérêts sont en jeu; car, en définitive, les consciences peuvent, au besoin, s'en tenir à Dieu pour la direction, tandis que les animaux restent soumis aux menées des hommes.

Vous êtes libres-penseurs, dites-vous? Que nous importe? N'avons-nous pas, nous-mêmes, si bon nous semble, le droit d'être libres-croyants? Nous usons, chacun, de notre liberté, et au même titre, car, tous, nous sommes égaux devant les lois.

Mais, de bon compte, qu'est-ce que l'humanité a à voir dans nos croyances? Et, invoquer des raisons comme celles que vous alléguez pour faire souffrir inutilement des animaux, n'est-ce pas là le comble de la démence?

Ah! cachez, du moins, de telles faiblesses, Docteurs sublimes! peut-être qu'alors vos principes de la libre pensée pourront paraître ceux de la sagesse.

Jusqu'alors, nous vous le déclarons hautement, notre devoir sera d'empêcher que des motifs, tels que ceux que vous invoquez pour continuer votre œuvre cruelle, puissent prévaloir éternellement.

Il y a ici, à côté de la question de fond, qui nous touche déjà par tous les pores, il y a, disons-nous, une question de principe qui affecte tellement l'honneur, la dignité de notre pays, que nous ne pouvons plus vous en laisser seuls juges.

C'est donc au Gouvernement que nous voulons en appeler désormais; c'est à la France entière, si pleine d'élans généreux, que nous demanderons, maintenant, de confier, sans plus tarder, à ses représentants aux Chambres, la noble mission d'arracher tant de victimes à des tortures incomparablement plus cruelles que la mort, en proscrivant, à la gloire de notre époque, et en réparation des scandales commis, jusqu'à ce jour, voire même au sein de nos palais ouverts à un public toujours avide d'émotions nouvelles, cette institution sanglante et foncièrement immorale de la Vivisection; institution, que les hommes les plus compétents en ces matières ont déclarée inutile, inique et souverainement attentatoire au prestige et au progrès de la science médicale, qu'elle trouble dans ses recherches, aussi sûres que pacifiques, et sur laquelle elle jette la défaveur.

Et maintenant, Lecteur, vous qui avez eu le courage de nous suivre dans des sentiers tachés de sang et malsains, ouvrez plus que jamais votre cœur à la compassion. Tenez-vous à la hauteur de votre noble origine. L'homme, le roi de la nature, a pour premier devoir d'être généreux. Protestez, et faites protester par tous les moyens légaux en votre pouvoir, contre les abominations qui se commettent chez nous, tous les jours, au mépris de l'opinion publique, au grand scandale des peuples, contre les êtres inférieurs, et, particulièrement, contre l'ami le plus fidèle de l'homme, dont Michelet a pu dire: « Le chien est le candidat à l'humanité », et notre spirituel Cham : « Ce qu'il y a de meilleur dans l'homme, à mon avis, c'est le chien. »

Ah! rappelez-le-vous, car nous le ressentons profondément nous-même, ce sera, au terme de la vie, une bien douce consolation de pouvoir se dire : « J'ai été humain. J'ai été miséricordieux. »

Pour entretenir de tels sentiments en soi, il n'est pas absolument nécessaire, comme certains le prétendent, d'être un moraliste ou un ultramontain. Il suffit d'avoir l'esprit droit et un cœur honnête.

Et, qu'ils le comprennent bien, ces hommes de science que nous voudrions pouvoir admirer en toutes leurs œuvres, nous serons heureux de reconnaître en eux, nous les premiers, ces nobles prérogatives, du jour où, prêtant l'oreille au cri, jusqu'ici étouffé, de leur conscience, ils cesseront de faire couler tant de larmes réelles, de verser le sang innocent.

N'ont-ils pas eu, eux aussi, et chacun d'eux, une mère adorable?

N'ont-ils pas été enfants comme nous?

Ah! qu'ils se rappellent donc les douces émotions du jeune âge, quand ces êtres confiants qu'ils massacrent aujourd'hui, venaient se livrer à eux : ce chien, toujours à la tête de leurs mille gambades ; ce chat câlin, minaudant autour d'eux pour partager la tartine, et, qui donnait de son front une caresse, accompagnée du ronron ; ce lapin avec sa nichée, cause de tant de piétinements et de cris heureux ; ce pauvre oiseau, lui aussi, réchappé dans la dure saison, qui venait, grelottant, becqueter sur leurs lèvres vermeilles, l'humble mie de pain ; et ce cheval, donc, ce cher bidet qui savait se comporter, dès qu'il sentait, sur ses reins, battre, à coups redoublés, les frêles jambes de son petit cavalier.

Que les temps sont changés!

Voilà, donc, tous ces vieux amis de l'enfance, aujour-
d'hui, étendus sanglants sur une table de laboratoire, agonisant sous le scalpel et la sonde de la Vivisection !

Voilà, aussi, que ces enfants aux blondes boucles et au
cœur plein de tendresse, sont devenus d'impitoyables tyrans !

O science ! toi que l'on proclame la civilisatrice des peuples ! si, vraiment, tu n'avais pour objet que de telles méta-
morphoses, mieux vaudrait, loin de toi, et à jamais, sarcler
sa vigne et conduire ses bœufs aux champs.

LETTRE

DE SON ALTESSE LE PRINCE DE BISMARCK
GRAND CHANCELIER DE L'EMPIRE D'ALLEMAGNE,

A M. ERNST DE WEBER
PRÉSIDENT DE LA SOCIÉTÉ INTERNATIONALE CONTRE LA VIVISECTION

Berlin, 24 février 1883.

Je vous remercie sincèrement pour votre lettre du 20 février courant. Je suis indigné, comme vous, des abus de la Vivisection, et, bien que je ne dispose d'aucun moyen légal pour exercer une influence directe dans ce domaine, j'aurais déjà essayé de prendre des mesures pour mettre des freins à ces expériences cruelles, si les nombreux travaux dont je suis chargé, et qui dépassent mes forces, m'en laissaient le temps.

Je ne sache pas que l'on ait déjà examiné, d'une façon pratique, si la législation en vigueur est impuissante pour la répression de cet abus, et, si un tribunal s'est vu dans le cas de se prononcer sur la Vivisection, telle qu'elle est pratiquée, aujourd'hui, pour décider qu'elle tombe sous le coup du paragraphe 360, n° 13 du Code pénal allemand, ainsi conçu :

« Seront punis d'une amende jusqu'à 150 marcs ou des arrêts : ceux qui auront publiquement, ou de manière à causer un scandale, méchamment tourmenté ou brutalement maltraité des animaux. »

Ce paragraphe concerne, à mon avis, une foule de cas publiés par votre Société, dans lesquels la Vivisection est représentée comme un acte de cruauté, sans utilité pour la science.

Si la jurisprudence exprimait, à ce sujet, un avis contraire, je crois qu'il y aurait lieu de prendre d'autres mesures légales ou administratives, contre les abus de la Vivisection.

A SON ALTESSE LE PRINCE DE BISMARCK

Grand Chancelier de l'Empire d'Allemagne.

Altesse,

Je lis, dans *la Patrie* du 6 courant, une correspondance signée de vous, pleine de promesses pour la cause des faibles.

Vos sentiments à l'égard de la Vivisection sont ceux d'un grand cœur, d'un cœur où les lois de la nature trouvent encore accès, précisément parce qu'il est resté grand.

Je m'en réjouis d'autant plus, qu'ici la science n'a plus de prétexte pour fouler aux pieds les protestations, que dis-je? les malédictions dirigées contre elle, des quatre coins du monde, lorsqu'elle s'applique froidement, souvent même de gaieté de cœur, au martyre lent, étudié, tristement dégradant, d'êtres que nous devons le plus protéger.

Oui! je me réjouis, car, avec ses prétentions de pouvoir travailler la nature jusque dans son vif, à sa façon, suivant la superbe de cet entendement, à elle particulier, qui la rend égoïste, au point d'en devenir ridicule, et de soulever contre elle, ceux-là mêmes qui, d'autre part, se sentent entraînés sur ses pas, lorsqu'elle n'est pas barbare; la voici forcée de reconnaître, que ce ne sont pas seulement les femmes qui se récrient; que ce n'est pas seulement une sensibilité excessive qui se révolte; mais bien l'âme d'un guerrier, qui lui crie qu'elle a excédé la mesure; qu'elle a méconnu les droits de la nature, en abusant du faible; que ses atteintes sont un outrage à Dieu, à l'humanité tout entière.

Oui! Prince, vos entrailles, cependant faites aux horreurs des combats, ont tressailli devant les attentats de la force brutale contre l'être sans défense.

Soyez-en loué!

Que votre noble cri soit un réveil·pour tant d'intelligences qui, connaissant tout, sauf le point essentiel à connaître, je veux dire, le prix de l'existence et le mystère de l'agonie, traitent avec la vie, comme si elle était sans valeur!

Que la science, avertie par cet enseignement qui, seul,

vaut toutes les protestations imaginables, rentre enfin en elle-même.

Qu'elle comprenne bien que, si, aujourd'hui, le blâme la frappe de si haut, c'est qu'à coup sûr elle s'est égarée.

Le « *Scientia inflat* » est vrai de tous les temps. Mais, dans des esprits cultivés, l'aveuglement doit disparaître devant les grandes leçons.

N'y pas prendre garde; s'arroger le droit de marcher, quand même, dans une voie qui émeut jusqu'aux plus hautes intelligences, intelligences qui, d'autre part, sembleraient le moins faites pour s'affecter aisément, et qui, pourtant, se déclarent révoltées à la vue d'excès tout à fait arbitraires ; d'excès qui ne trouvent d'exemples, ni dans les raffinements de la sauvagerie, ni même chez ces aruspices de nations, aussi faussement civilisées que leurs dieux étaient faux ; car, ces chercheurs, du moins, ne recousaient pas la vie dans leurs victimes expirantes, après en avoir mis les entrailles à nu; agir ainsi, dis-je, serait le comble de la démence, et appellerait effectivement, sur les coupables, toutes les rigueurs des lois, faites pour civiliser les peuples, et non pour les laisser tomber dans la dégradation de la barbarie.

Je reconnais, Prince, moi tout le premier, ainsi que le démontre l'opuscule que j'ai l'honneur d'offrir, en hommage respectueux, à Votre Altesse (1), la large part qu'il convient toujours de faire à la science, surtout, lorsqu'elle professe de travailler à adoucir le sort de l'humanité, au point de vue physique.

Mais il est prouvé, aujourd'hui, que tout ce que la science pouvait prétendre tirer de la Vivisection, a été réalisé, si tant est qu'elle lui doive quelque chose.

Cela est un fait acquis.

L'Angleterre s'est déjà déclarée dans ce sens, par la voix d'hommes illustres, au nombre desquels il faut ranger les Fleming, les Cowie, les Simonds, les Walley, les Williams, les Mac-Call, les Pritchard et les Axe, dont le témoignage fait loi en ces matières.

____

(1) La Vivisection devant la Conscience Publique et l'Opposition légale.

E. Dentu, Éditeur, Palais-Royal, 15, Galerie d'Orléans.

F. Vernay, Libraire, 19, boulevard Saint-Michel.

La Chirurgie française, qui doit sa grandeur, autant au cœur profondément humain, qu'au vaste génie d'Ambroise Paré, n'a jamais expérimenté que sur les cadavres.

Et pourtant, qui oserait lui contester le premier rang parmi ses sœurs?

Les Desault, les Boyer, les Dupuytren, les Cloquet, les Velpeau, les Nélaton, les Larrey, et tant d'autres, ont toujours gagné, loin de perdre, à s'inspirer des sentiments élevés que je trouve si bien représentés dans ces paroles mémorables de notre immortel Littré : « *Il ne faut pas verser capricieusement le sang et prodiguer la douleur, et celui qui interprète les mystères de la vie, doit avoir l'esprit élevé, l'âme miséricordieuse et les mains innocentes.* »

La Chirurgie française, par sa modération, offre, certainement, la protestation la plus éclatante que la science, elle-même, puisse infliger à la Physiologie moderne, telle que nous la rencontrons, aujourd'hui, dans ses hardiesses, aussi peu scrupuleuses qu'elles sont téméraires et barbares.

Je me bornerai donc à la citer, après avoir signalé l'Angleterre, essentiellement antivivisectrice, et pour cause.

Quant à votre grand pays, Prince, si enthousiaste des principes qui rattachent l'humanité à sa dignité première, en entretenant en elle les sentiments de haute philosophie qui caractérisent tant de vos penseurs éminents, il ne devrait pas ignorer que les Physiologistes s'égarent, en prétendant découvrir les secrets de la nature, dans les êtres où cette nature, considérée au point de vue pathologique, disparaît pour faire place à la désorganisation générale que créent, toujours, la terreur et la souffrance.

De là, l'impossibilité matérielle de faire, sur les êtres vivants, des observations exactes, et, partant, d'en déduire des conclusions vraies.

Nier une telle évidence serait prétendre que les organes fonctionnent dans des rapports égaux, chez l'être à l'état normal, comme chez celui que torture le virus rabique.

La simple inspection de ce fait devrait suffire pour confondre les arguments, plus spécieux que solides, de ceux qui prétendent dérober à la nature des mystères, aussi insondables que ceux de la foi.

Ce principe admis, l'Allemagne éclairée doit savoir, aussi, que, de l'aveu des Physiologistes eux-mêmes, les résultats qu'ils prétendent obtenir de la Vivisection, sont les mêmes, qu'ils découlent d'expériences faites sur telle catégorie d'animaux ou sur telle autre; que, par conséquent, il est de toute équité, s'il y a, réellement, des concessions à faire, que la science s'en tienne rigoureusement à opérer, dans une mesure prescrite par les lois, sur des animaux nuisibles, ou dont la conformation et le mode d'existence révèleraient les sensations réfléchies, à un degré voisin de la non-existence ; et non, sur ceux que le souverain Créateur de toutes choses a spécialement et visiblement désignés, pour prendre une part étroite au commerce de l'homme; qu'ainsi, les animaux domestiques, et, à leur tête, le cheval, le chien et le chat, doivent être absolument épargnés.

Une fois, déjà, Prince, c'était au Congrès Végétarien de Berlin, le 11 juin 1880, j'eus l'honneur, en ma qualité de Secrétaire de la Société Végétarienne de France, de saluer, au nom des amis du régime le plus propre à maintenir dans l'homme, l'équilibre, tant au physique qu'au moral, les principes élevés de frugalité dont l'Allemagne s'inspire.

J'espère, grâce à la haute influence de Votre Altesse, pouvoir, dans un temps prochain, proclamer, au sein de la Société Protectrice des animaux, de Paris, l'esprit de modération de votre pays, à l'égard des êtres que leur faiblesse livre plus facilement à la tyrannie de l'homme.

Veuillez agréer l'hommage des sentiments de considération distinguée avec lesquels j'ai l'honneur d'être, Prince,

DE VOTRE ALTESSE

LE TRÈS HUMBLE, TRÈS RESPECTUEUX

ET TRÈS OBÉISSANT SERVITEUR,

H. LA SERRE,

Administrateur de la Société Protectrice des animaux.

Paris, ce 10 mars 1883.

10, avenue Kléber.

ABOLITION DE LA VIVISECTION

DANS L'EMPIRE D'ALLEMAGNE.

L'Angleterre, déjà, avait dit son mot sur la Vivisection. En 1876, par une réglementation sévère, le Parlement anglais la frappait au cœur.

Autant dire que l'immoralité de la Vivisection n'existe plus dans le Royaume Britannique.

Aujourd'hui, c'est l'Allemagne qui vient, à son tour, affirmer son respect pour les lois imprescriptibles de la nature, dans la question d'humanité. Grâce, assurément, à la puissante intervention d'une intelligence qu'il serait puéril de contester ; grâce, disons-le, de suite, au prince de Bismarck, homme comme les autres, qui, par suite, sous l'enveloppe d'acier du soldat germanique, peut, quoi qu'en disent certains esprits exclusifs, rester aussi humain qu'aucun mortel, le Parlement allemand vient d'abolir, sans réserve, dans tout l'Empire, la méthode inique que la science expérimentale avait fini par adopter : la Vivisection.

Cet acte mémorable, nous le trouvons enregistré dans les feuilles publiques, à la date du 20 avril, de la présente année. Elles en transmettront la mémoire aux siècles futurs.

Pour nous, Français, de tels faits nous laisseront-ils insensibles ?

Nous voici devancés par nos voisins, et laissés bien loin en arrière, sur le terrain de l'humanité. Une telle situation convient-elle à notre vieille France, dont l'un des plus beaux titres de gloire a été, de tout temps, la protection des faibles !

Cette condition qui nous est faite par les visées systématiques de quelques hommes, devient chaque jour plus humiliante. Relevons donc la tête, et ouvrons, enfin, les yeux à l'évidence.

Qu'un sentiment d'honneur, si l'humanité n'a plus assez d'empire pour nous convaincre, nous presse, du moins, de réclamer de nos gouvernants, l'abolition radicale d'expériences qui ne tendent qu'à nous avilir, sans apporter la moindre amélioration à l'état de l'hygiène publique.

Que ceux que nous payons si cher pour qu'ils restent moraux dans leurs enseignements, apprennent, enfin, à connaître, par la voix de nos Chambres et le « *veto* » solennel du Chef de l'Etat, que la France, toujours noble et grande, répudiant toute effusion inutile du sang innocent, repousse, comme criminelles et attentatoires à sa dignité, les tortures de la Vivisection, et tient à se maintenir à la hauteur du sentiment qui a dirigé des nations voisines, à une époque, où les mœurs, à cet égard, doivent marcher de pair avec les lumières de l'intelligence.

Ces lumières, on en conviendra, ne sauraient puiser d'éclat dans le sang fumant des officines de la Vivisection, non plus que dans les longues agonies que ses fauteurs vont multipliant tous les jours.

Il appartient, donc, à chacun, désormais, de travailler au prompt renversement du système sanguinaire qu'emploie, chez nous, la Physiologie Expérimentale, dans des recherches illusoires, plutôt faites pour satisfaire sa curiosité, qu'améliorer la condition humaine, au point de vue physique; alors que, d'autre part, elles compromettent essentiellement notre dignité nationale.

Que tout Français ait à cœur de s'employer, soit personnellement, soit par voie de pétitions, auprès de ceux qui font les lois, et qui, seuls, peuvent arrêter le courant destructeur où notre prestige, tout autant que l'humanité, est appelé à sombrer.

Demandons énergiquement et sans relâche, la suppression, en France, de la méthode barbare de la Vivisection.

Honneur aux hommes d'Etat qui prêteront leur concours à une si sainte cause.

Ils auront plus fait pour moraliser la France, que ne feront, jamais, les plus belles maximes, offertes à l'instruction du peuple.

C'est que les actes parlent plus haut que les théories.

Ces hommes humains se seront montrés de vrais Français, et la postérité, reconnaissante, célébrera leurs noms, comme elle célébrera, à jamais, les noms de tous cœurs généreux et compatissants, qu'ils s'appellent de Bismarck ou de Grammont.

H. L.

LETTRE

DE SON EXCELLENCE LE PRINCE DE HOHENLOHE,

AMBASSADEUR D'ALLEMAGNE A PARIS,

A L'AUTEUR

Ambassade
de
l'Empire d'Allemagne.

Paris, le 1er Mai 1883.

Monsieur,

Par une lettre en date du 10 mars dernier, vous avez envoyé au Chancelier de l'Empire d'Allemagne l'ouvrage que vous avez publié sous le titre : LA VIVISECTION DEVANT LA CONSCIENCE PUBLIQUE ET LA PROTECTION LÉGALE (1).

Le Prince de Bismarck m'a chargé, Monsieur, de vous faire parvenir ses remerciements pour l'envoi de votre intéressant ouvrage.

Recevez, Monsieur, l'assurance de ma parfaite considération.

L'Ambassadeur d'Allemagne,

HOHENLOHE.

A Monsieur H. LA SERRE, *Administrateur de la Société Protectrice des animaux.*

} CHEZ : { DENTU, Galerie d'Orléans, Palais-Royal.
F. VERNAY, Libraire, 19, Boulevard Saint-Michel.
L'AUTEUR, 10, Avenue Kléber.

Paris. — Soc. d'Imp. PAUL DUPONT (Cl.) 277.C.83.

Paris. — Imp. PAUL DUPONT (Cl.) 277. 6.83.

www.ingramcontent.com/pod-product-compliance
Ingram Content Group UK Ltd.
Pitfield, Milton Keynes, MK11 3LW, UK
UKHW022219070726
13613UKWH00004B/1752